Anand VijayaKumar Palur Ramakrishnan
Vidhya N

Função cognitiva em doentes com diabetes mellitus tipo 2

Anand VijayaKumar Palur Ramakrishnan
Vidhya N

Função cognitiva em doentes com diabetes mellitus tipo 2

terapia combinada de agentes hipoglicémicos orais

ScienciaScripts

Imprint
Any brand names and product names mentioned in this book are subject to trademark, brand or patent protection and are trademarks or registered trademarks of their respective holders. The use of brand names, product names, common names, trade names, product descriptions etc. even without a particular marking in this work is in no way to be construed to mean that such names may be regarded as unrestricted in respect of trademark and brand protection legislation and could thus be used by anyone.

Cover image: www.ingimage.com

This book is a translation from the original published under ISBN 978-620-8-41783-3.

Publisher:
Sciencia Scripts
is a trademark of
Dodo Books Indian Ocean Ltd. and OmniScriptum S.R.L publishing group

120 High Road, East Finchley, London, N2 9ED, United Kingdom
Str. Armeneasca 28/1, office 1, Chisinau MD-2012, Republic of Moldova, Europe
Managing Directors: Ieva Konstantinova, Victoria Ursu
info@omniscriptum.com

Printed at: see last page
ISBN: 978-620-8-54749-3

DEDICADO AOS ESTUDANTES

ÍNDICE

INTRODUÇÃO

Epidemiologia

Uma epidemia global, a diabetes afecta cerca de 387 milhões de pessoas em todo o mundo, um número que aumentará 55% e que se prevê que atinja mais de 592 milhões no ano 2035. Três quartos de todos os doentes com diabetes vivem na China, na Índia e nos EUA. (Mónica G et al, 2015).

A diabetes mellitus (DM), um grupo de perturbações metabólicas, é caracterizada por hiperglicemia e um metabolismo anormal dos hidratos de carbono, das gorduras e das proteínas. Resulta de defeitos na secreção de insulina, da insensibilidade à insulina ou de ambos.

Tipos de diabetes

- Diabetes tipo 1, em que o organismo não produz insulina suficiente.
- Na diabetes de tipo 2, os doentes conseguem produzir insulina, mas o organismo não é capaz de a utilizar eficazmente.
- A diabetes gestacional é uma forma de diabetes que ocorre durante a segunda metade da gravidez.

Complicações Retinopatia:

A retinopatia de fundo precoce pode regredir com a melhoria glicémico. A doença mais avançada não regride com a melhoria do controlo e pode mesmo piorar com melhorias a curto prazo da glicemia.

Neuropatia:

A neuropatia periférica é a complicação mais comum em pacientes ambulatoriais com DM tipo 2. Parestesias, dormência ou dor podem ser os sintomas predominantes. Os pés são afectados com muito mais frequência do que as mãos.

Nefropatia:

O controlo da glicose e da pressão arterial é mais importante para a prevenção da nefropatia, e o controlo da pressão arterial é mais importante para retardar a progressão da nefropatia estabelecida.

Doença vascular periférica e úlceras nos pés:

Claudicação e úlceras nos pés que não cicatrizam são comuns no DM tipo 2. A cessação do tabagismo, a correção da dislipidemia e a terapêutica antiplaquetária são estratégias de tratamento importantes.

Doença coronária:

A intervenção com factores de risco múltiplos (tratamento da dislipidemia e da hipertensão, cessação do tabagismo, terapia antiplaquetária) reduz os eventos macrovasculares.

Neuropsiquiátrico:

A disfunção cognitiva na diabetes mellitus tipo 2 está associada a uma diminuição da velocidade psicomotora, do lobo frontal/função executiva, da memória verbal, da velocidade de processamento, do funcionamento motor complexo, da memória de trabalho e da recordação imediata (Kataria L et al., 2013). A diabetes mellitus é uma doença endócrina complexa que pode levar a muitas complicações, sobretudo quando não é tratada. A complicação menos abordada, mas premente, são as complicações neuropsiquiátricas. Em adultos saudáveis, o défice cognitivo relacionado com a idade pode começar no início da idade adulta, mas é sobretudo registado após os 60 anos de idade. No entanto, o início do défice cognitivo tende para uma idade mais jovem nos doentes com diabetes. A disfunção cognitiva na diabetes mellitus de tipo 2 está associada a uma diminuição da velocidade psicomotora, do lobo frontal/função executiva, da memória verbal, da velocidade de processamento, do funcionamento motor complexo, da memória de trabalho e da recordação imediata (Kataria L et al., 2013). Embora a diabetes tipo 2 esteja associada a vários outros factores de risco vascular da demência, a própria diabetes tem sido apontada como um fator de risco independente para o défice cognitivo e a demência (Hiroyuki U et al, 2014)

Fisiopatologia da diabetes tipo 2

Obesity

Genetic predisposition

Primary beta cell defect

Peripheral tissue insulin resistance

Deranged insulin secretion

Inadequate glucose utilization

Hyperglycemia

Beta cell exhaustion

Type 2 diabetes

Cognição

A função cognitiva é um processo intelectual pelo qual uma pessoa toma consciência, percebe ou compreende ideias. Envolve todos os aspectos da perceção, do pensamento, do raciocínio e da memória.

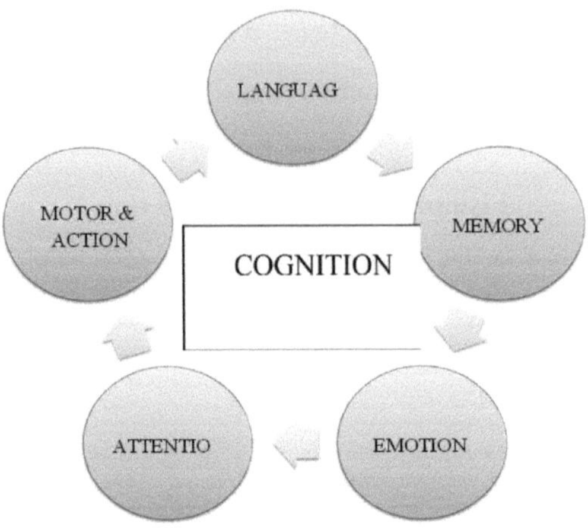

Engloba processos como o conhecimento, a atenção, a memória e a de trabalho, o julgamento e a avaliação, o raciocínio e a "computação", a resolução de problemas e a tomada de decisões, a compreensão e a produção de linguagem, etc. A cognição humana é consciente e inconsciente, concreta ou abstrata, bem como intuitiva (como o conhecimento de uma língua) e concetual (como um modelo de uma língua). Os processos cognitivos utilizam conhecimentos existentes e geram novos conhecimentos. Normalmente, assume-se que a cognição é o processamento de informação na mente ou no cérebro de um participante ou operador

Algumas perturbações cognitivas comuns incluem: demência, perturbações do desenvolvimento, perturbações das capacidades motoras e amnésia.

A diabetes e a sua associação com a cognição

A diabetes tem sido associada não só a défices cognitivos subtis na velocidade e flexibilidade mentais, mas também a um risco acrescido de desenvolvimento de perturbações significativas da função cognitiva sob a forma de demência. A fim de prevenir os défices cognitivos subtis e reduzir potencialmente o peso da demência numa população mundial em envelhecimento, é necessário compreender melhor os mecanismos fisiopatológicos subjacentes à disfunção cognitiva na diabetes. Os estudos demonstraram que o défice cognitivo ligeiro está associado não só à idade de início da diabetes e à duração da doença, mas também a outros factores co-mórbidos e à gravidade da doença. Não se verificaram interações entre a diabetes e nenhuma das variáveis vasculares, à exceção do tabagismo atual (Zoe A et al., 2012).

Embora existam vários estudos que indicam a existência de défice cognitivo em doentes com diabetes tipo 2, a maioria parece abordar a questão na população mais idosa (> 60 anos de idade). É importante conhecer o efeito na função cognitiva da população muito mais cedo, o que poderia ajudar a atrasar a aceleração da degeneração cognitiva devida à diabetes (Arvanitakis Z et al, 2006).

O estudo Maastricht Aging Study, que incluiu doentes 40 anos ou mais, mostrou que, após 12 anos, a DMT2 estava associada a um declínio da função cognitiva, particularmente na velocidade de processamento de informação e na função executiva, em comparação com indivíduos sem DMT2. Foram tiradas conclusões semelhantes dois estudos Whitehall II de doentes com uma idade média de 55,6 anos, que compararam a escala de risco de doença cardiovascular geral de Framingham e a escala de risco de AVC de Framingham com a escala de risco Cardiovascular Risk Factors, Aging and Dementia (CAIDE).

Agentes hipoglicémicos orais e sua associação com a cognição

Classe de medicamentos hipoglicémicos	Mecanismo de ação	Estudos realizados em relação à cognição
Biguanida	A metformina actua principalmente no fígado para diminuir a produção hepática de glicose hepática. Além disso, tem sido postulado que potencia a acções da insulina ou	Os estudos realizados com a metformina mostraram resultados contraditórios, concluíram que o medicamento tinha um papel neuroprotector, mas outros concluíram que podia
	sensibilizam o fígado e os músculos esqueléticos à insulina, possivelmente mediada por AMP-cinase.	Agravam ainda mais a degeneração neuronal.
Sulfonilureias	As sulfonilureias actuam através da interação com os canais de potássio sensíveis ao ATP (KATP) no pâncreas para estimular a secreção de insulina. Os canais KATP também se encontram nos neurónios, bem como miócitos cardíacos.	Foram realizados estudos com alguns medicamentos desta classificação para avaliar o seu efeito na cognição, que concluíram ter um efeito em certos domínios da cognição, se não na cognição global cognição.
Tiazolidinediona	As tiazolidinedionas actuam estimulando o peroxissoma Receptores gama activados por proliferadores (PPARs) e têm propriedades anti amiloidogénico,efeitos anti-inflamatórios e sensibilizadores da insulina, que podem desempenhar um papel no retardamento e na redução do risco de neurodegeneração (Heneka et al., 2001). Inibem também a gluconeogénese hepática, melhoram o controlo glicémico e reduzem a níveis de insulina.	Os estudos realizados com os medicamentos desta classe não revelaram qualquer benefício na melhoria da cognição ou no retardamento do desenvolvimento neurológico. degeneração.

Glucagon like peptide 1 (GLP-1)	O GLP-1 estimula a secreção de insulina das células beta dos ilhéus de Langerhans no pâncreas de forma dependente da glucose.Além disso, a sensibilidade à insulina ao suprimir a produção de glucagon, retardam o esvaziamento gástrico, aumentam a saciedade e reduzir a ingestão de alimentos.	Estudos em animais revelaram propriedades neuroprotectoras, enquanto os estudos clínicos ainda não concluíram este efeito.		
Inibidores da dipeptidil peptidase-IV (gliptinas)	Os inibidores da dipeptidil-peptidase IV (DPP-4) inibem a degradação de	Os estudos estudos demonstraram melhorou o comportamento de aprendizagem, enquanto não há		
	as incretinas, glucagon like	Estudos clínicos	par a	este
	peptídeo-1 (GLP-1), e	classe de medicamentos .		
	dependente da glucose			
	peptídeo insulinotrópico (GIP).			

Escala de Mini Exame Mental de Folstein

O mini-exame do estado mental (MEEM) ou teste de Folstein é um questionário de 30 pontos amplamente utilizado em contextos clínicos e de investigação para medir o défice cognitivo. É habitualmente utilizado em medicina e na área da saúde para despistar a demência. É também utilizado para estimar a gravidade e a progressão do défice cognitivo e para seguir o curso das alterações cognitivas de um indivíduo ao longo do tempo, o que o torna uma forma eficaz de documentar a resposta de um indivíduo ao tratamento. O objetivo do MMSE não é, por si só, fornecer um diagnóstico para qualquer entidade nosológica específica. A administração do teste demora entre 5 e 10 minutos e examina as funções:

✓ Orientação

✓ Registo

✓ Atenção e cálculo

✓ Memória

✓ Competências linguísticas e visuo-espaciais

Este teste não é um exame do estado mental. O formulário padrão do MMSE, atualmente publicado pela Psychological Assessment Resources, baseia-se na sua concetualização original de 1975, com pequenas modificações subsequentes feitas pelos autores.

Vantagens do MMSE

- Não requer equipamento especializado ou formação para a sua administração
- Tem validade e fiabilidade para o diagnóstico e a avaliação longitudinal da doença de Alzheimer
- Devido ao seu curto período de administração e à facilidade de utilização, é útil para a avaliação cognitiva no consultório do médico ou à cabeceira da cama.

Desvantagens do MMSE

- É afetada por factores demográficos: idade e educação.
- Falta de sensibilidade ao défice cognitivo ligeiro.
- Como o conteúdo do MMSE é altamente verbal, faltam itens suficientes para medir adequadamente a praxis visuoespacial e/ou construtiva. Por conseguinte, a sua utilidade na deteção de deficiências causadas por lesões focais é incerta.

REVISÃO DA LITERATURA

Moore EM et al, no seu estudo intitulado "O aumento do risco de défice cognitivo em doentes com diabetes está associado à metformina". Os participantes foram recrutados no estudo clínico Primary Research in Memory (PRIME), no estudo Australian Imaging, Biomarkers and Lifestyle (AIBL) sobre o envelhecimento e na região de Barwon, no sudeste da Austrália. Foram incluídos doentes com doença de Alzheimer (DA) (n=480) ou com défice cognitivo ligeiro (n=187) e doentes cognitivamente intactos (n=687); foram excluídos os doentes com AVC ou com outras doenças neurodegenerativas que não a DA. Foram efectuadas análises de subgrupo para os participantes que tinham diabetes de tipo 2 (n=104) ou tolerância à glicose diminuída (n=22). recrutaram e estudaram 126 indivíduos com diabetes e 1228 sem diabetes e concluíram que a metformina estava associada a um desempenho cognitivo diminuído. Os suplementos de vitamina B12 e cálcio podem aliviar a deficiência de vitamina B12 induzida pela metformina e foram associados a melhores resultados cognitivos.

Beeri MS et al, no seu estudo intitulado "Insulin in combination with other diabetes medication is associated with less Alzheimer neuropathology." (A insulina em combinação com outros medicamentos para a diabetes está associada a uma menor neuropatologia da doença de Alzheimer), compararam 124 indivíduos com diabetes e 124 sem diabetes em termos de idade (média = 81,2 + 9,3), sexo (57,3% F) e gravidade da demência (Clinical Dementia Rating [CDR] 2,4 + 1,7). Foram avaliadas as densidades de placas neuríticas (NPs) e de emaranhados neurofibrilares (NFTs) em várias regiões neocorticais e no hipocampo, córtex entorrinal e amígdala. Os resultados deste estudo sugerem que a combinação de insulina com outros medicamentos para a diabetes está associada a uma densidade de placas neuríticas substancialmente mais baixa, consistente com os efeitos de ambos na neurobiologia da insulina.

Hsu CC et al efectuaram um estudo intitulado ". Incidence of dementia is increased in type 2 diabetes and reduced by the use of sulfonylureas and metformin." obtiveram uma coorte representativa de 800.000 pessoas da base de dados do Seguro Nacional de Saúde de Taiwan. A demência foi determinada pelo código ICD9-CM ou pelo código A. Foram utilizadas densidades de incidência de demência (DID) e modelos de risco proporcional de Cox totalmente ajustados para estimar a associação entre demência, DM e OA. Em particular, a DID (por 10.000 pessoas-ano) aumentou acentuadamente com a DM (sem medicação), em comparação com os indivíduos sem DM. Os ajustes incluíram as doenças cerebrovasculares, de modo que as demências não relacionadas com o AVC diminuíram na DM com sulfonilureia e metformina. Concluíram que a DM2 aumenta o risco de demência em mais de 2 vezes. Por outro lado, as sulfonilureias podem diminuir o risco de demência, tal como a metformina; em conjunto, estes 2 ACOs diminuem o risco de demência em doentes com DM2 em 35% ao longo de 8 anos.

Imfeld P et al realizaram um estudo intitulado "Metformin, other antidiabetic drugs, and risk of Alzheimer's disease: a population-based case-control study". Recrutaram 7086 pessoas da base de dados General Practice Research Database (GPRD) do Reino Unido, com 65 anos ou mais, com um diagnóstico incidente de doença de Alzheimer identificado entre 1998 e 2008 e o mesmo número de controlos sem demência. Os critérios de seleção foram a idade, o sexo, a prática clínica geral, o tempo de calendário e os anos de história na base de dados. O estudo concluiu que a utilização prolongada de sulfonilureias, tiazolidinedionas ou insulina não estava associada a um risco alterado de desenvolvimento de DA. Houve uma sugestão de um risco ligeiramente mais elevado de doença de Alzheimer nos utilizadores de metformina a longo prazo.

Hwang IK et al efectuaram um estudo intitulado "Metformin normalizes type 2 diabetes-indduced decrease in cell proliferation and neuroblast differentiation in the rat dentate gyrus. Este estudo observou os efeitos da metformina, um dos medicamentos mais prescritos para o tratamento da diabetes de tipo 2, na proliferação celular e na diferenciação dos neuroblastos na zona subgranular do giro denteado do hipocampo (SZDG) em ratos Zucker diabéticos gordos (ZDF), que são um modelo de diabetes de tipo 2. Os resultados sugerem que a diabetes reduz significativamente a proliferação celular e a diferenciação de neuroblastos no SZDG e que o tratamento com metformina normaliza a redução da proliferação celular e da diferenciação de neuroblastos no SZDG em ratos diabéticos.

El-Mir MY et al. realizaram um estudo intitulado "Neuroprotective role of antidiabetic drug metformin against apoptotic cell death in primary cortical neurons." O estudo salienta o efeito neuroprotector direto da metformina, utilizando o modelo de morte celular induzida por etoposídeo. A exposição de neurónios primários intactos a este insulto citotóxico induziu a abertura do poro de transição de permeabilidade (PTP), a dissipação do potencial de membrana mitocondrial (DeltaPsim), a libertação de citocromo c e a morte subsequente. Mais importante ainda, a metformina, juntamente com o inibidor clássico do PTP, a ciclosporina A (CsA), atenuou fortemente a ativação desta cascata apoptótica. Além disso, o antioxidante geral N-acetil-L: -cisteína também impediu a morte neuronal promovida pelo etoposídeo. O estudo propôs que a metformina, para além do seu papel anti-hiperglicémico, pode também funcionar como uma nova ferramenta terapêutica para as doenças neurodegenerativas associadas à diabetes.

Pintana H et al no seu estudo intitulado "Os inibidores da DPP-4 melhoram a cognição e a função mitocondrial do cérebro de ratos resistentes à insulina".

Estudaram 60 ratos Wistar machos que foram divididos em dois grupos para receberem uma dieta normal ou HFD durante 12 semanas. Os ratos de cada grupo foram depois divididos em três grupos de tratamento para receberem o veículo, a vildagliptina (3 mg/kg por dia) ou a sitagliptina (30 mg/kg por dia) durante 21 dias. Os seus comportamentos cognitivos foram avaliados através do teste do labirinto aquático de Morris. Os resultados sugerem que a inibição das enzimas dipeptidil-peptidase-4 com vildagliptina ou sitagliptina em ratos resistentes à insulina não só aumenta a sensibilidade periférica à insulina como também diminui a disfunção cerebral.

Ott A et al realizaram um estudo intitulado "Diabetes mellitus and the risk of dementia: The Rotterdam Study". Estudo de coorte prospetivo de base populacional entre 6.370 idosos. A demência incidente foi diagnosticada através de um rastreio em três etapas e de um exame de diagnóstico exaustivo. Para completar o acompanhamento, foram estudados os ficheiros médicos das pessoas que não puderam ser reexaminadas. Os autores estimaram os riscos relativos através de uma regressão de risco proporcional, ajustando para a idade, sexo e possíveis factores de confusão. Concluíram que o risco atribuível à diabetes para a demência de 8,8% sugere que a diabetes pode ter contribuído para a síndrome clínica numa proporção substancial de todos os doentes com demência.

Alagiakrishnan K et al, na sua revisão intitulada "Antidiabetic drugs and their potential role in treating mild cognitive impairment and Alzheimer's disease." (Medicamentos antidiabéticos e o seu potencial papel no tratamento do défice cognitivo ligeiro e da doença de Alzheimer), centraram-se em artigos relevantes utilizando as bases de dados electrónicas MEDLINE (1990-outubro de 2013), EMBASE (1990-outubro de 2013) e SCOPUS (1990-outubro de 2013).Concluíram que vários estudos forneceram alguma evidência de abrandamento ou melhoria da função cognitiva com fármacos antidiabéticos ou redutores da glicose, mas continua por determinar se os efeitos benéficos se devem simplesmente à redução da glicose ou aos efeitos neuroprotectores dos fármacos. A metformina e as glitazonas melhoram a sensibilidade à insulina, mas não se sabe a metformina, para além da sua ação sobre a resistência à insulina, causa eventos hipoglicémicos. Isto sugere que a melhoria da cognição com os medicamentos antidiabéticos pode ser uma propriedade do medicamento e não um mero controlo glicémico. É necessária mais investigação para compreender melhor as relações entre os medicamentos antidiabéticos e o défice cognitivo/AD.

Mussell M et al realizaram um estudo intitulado "Effects of improved glycaemic control maintained for 3 months on cognitive function in patients with Type 2 diabetes" (Efeitos de um melhor controlo glicémico mantido durante 3 meses na função cognitiva em doentes com diabetes tipo 2). No seu estudo anterior, não conseguimos encontrar efeitos benéficos a curto prazo da melhoria do controlo glicémico no funcionamento cognitivo de doentes com diabetes mellitus tipo 2. Um subgrupo de toda a amostra foi novamente testado para examinar o efeito de uma melhoria mais duradoura do controlo metabólico no funcionamento cognitivo. Treze controlos foram testados nos mesmos períodos de tempo. Foram avaliadas a atenção/concentração, a velocidade psicomotora, a fluência verbal, a memória verbal e os sintomas depressivos. A melhoria do controlo glicémico foi geralmente conseguida com a insulinoterapia (20/26). Em indivíduos com diabetes tipo 2 de longa duração, não foram confirmados os relatos anteriores de melhoria da capacidade cognitiva após o restabelecimento e a manutenção de uma quase normoglicemia. Este facto pode estar relacionado com o tipo de terapia anti-diabética.

Risner ME et al neste estudo intitulado "Efficacy of rosiglitazone in a genetically defined population with mild-to-moderate Alzheimer's disease" (Eficácia da rosiglitazona numa população geneticamente definida com doença de Alzheimer ligeira a moderada). Os doentes com DA ligeira a moderada foram aleatorizados para receberem placebo ou rosiglitazona (RSG) 2, 4 ou 8 mg. As análises exploratórias sugeriram que os não portadores da APOE epsilon4 apresentaram melhorias cognitivas e funcionais em resposta à RSG, enquanto os portadores do alelo APOE epsilon4 não apresentaram melhorias e registou-se algum declínio. Os seus resultados preliminares concluíram a necessidade de mais estudos.

Watson GS et al realizaram um estudo intitulado "Preservação da cognição em doentes com doença de Alzheimer precoce e défice cognitivo ligeiro amnéstico durante o tratamento com rosiglitazona: um estudo preliminar". Neste estudo piloto controlado por placebo, em dupla ocultação e em grupos paralelos, 30 indivíduos com doença de Alzheimer ligeira ou défice cognitivo ligeiro amnésico foram aleatorizados para um tratamento de 6 meses com rosiglitazona. Os resultados fornecem um apoio preliminar ao facto de a rosiglitazona poder oferecer uma nova estratégia para o tratamento do declínio cognitivo associado à DA.

Arvanitakis Z et al no seu estudo intitulado "Diabetes and function in different cognitive systems in older individuals without dementia..." Os participantes eram 882 homens e mulheres idosos sem demência que participaram no Rush Memory and Aging Project, um estudo clínico-patológico longitudinal sobre o envelhecimento e a demência. Os resultados sugerem que a diabetes de tipo 2 está associada a um défice cognitivo, especialmente na memória semântica e na velocidade de perceção, e que estes efeitos podem ser modificados pelo estado de fumador.

Mark O et al no seu comentário sobre "Increased Risk of Cognitive Impairment in Patients With Diabetes Is Associated With Metformin". Salientou os factos de que a deficiência de B12 pode mediar um efeito da metformina na cognição, com base no resultado de que o ajuste para os níveis de B12 de base atenuou a associação do uso de metformina com a função cognitiva. Embora o ajuste para os níveis de B12 tenha anulado a significância estatística desta associação, os intervalos de confiança em torno dos rácios de probabilidades sobrepõem-se substancialmente, deixando em aberto a possibilidade de os níveis de B12 não estarem relacionados com a associação da metformina com a função cognitiva. Dada a elevada probabilidade de viés não reconhecido relacionado com dados em falta, o seu estudo é, na melhor das hipóteses, gerador de hipóteses.

Hewer W et al realizaram um estudo intitulado "Short-term effects of improved glycemic control on cognitive function in patients with type 2 diabetes". Foram incluídos 53 pacientes com diabetes de tipo 2, a maioria dos quais em falha secundária com medicamentos antidiabéticos orais, mas sem doenças que possam causar disfunção cerebral, e 29 controlos não diabéticos. Numa amostra de pacientes com diabetes tipo 2 de longa data, não foi possível confirmar relatos anteriores de melhoria da capacidade cognitiva com a restauração do controlo glicémico.

Zoe et al efectuaram um estudo intitulado "Diabetes and Function in Different Cognitive Systems in Olders Without Dementia" (Diabetes e função em diferentes sistemas cognitivos em indivíduos idosos sem demência). Foram incluídos 882 indivíduos, com uma idade de 80,5 anos, mais ou menos 6,9 anos, que tinham efectuado uma avaliação clínica inicial e que não sofriam de demência. A relação entre a diabetes e a função cognitiva foi examinada através de uma série de modelos de regressão linear, tendo o estudo concluído que a diabetes estava associada a um défice cognitivo. A diabetes estava relacionada com alguns processos inflamatórios cognitivos e com desequilíbrios metabólicos. É possível que um ou mais destes processos possam interagir, direta ou indiretamente, com os efeitos biológicos da diabetes e resultar numa alteração da função do sistema nervoso central e numa diminuição da cognição. Além disso, é possível que outros factores não medidos, vasculares ou não vasculares, possam ser responsáveis pela associação da diabetes à cognição.

Rajeev Kumar et al, na sua revisão intitulada "Type 2 diabetes mellitus, cognition and brain in aging: A brief review." realizaram uma breve revisão selectiva da literatura. Os artigos relevantes foram recuperados com base na sua importância a partir da leitura do resumo. Com base nos estudos acima referidos, é evidente que a diabetes tipo 2 afecta a cognição, a integridade estrutural e a função do cérebro. Uma questão que ainda se mantém é a de saber qual é a principal fisiopatologia que conduz ao défice cognitivo - é puramente degenerativa, exclusivamente vascular ou uma combinação das duas? Mais importante ainda, diversas outras variáveis associadas podem também interagir em doentes com diabetes.

Gerontol J et al no seu estudo prospetivo para determinar se um melhor controlo glicémico resultaria numa melhoria da função cognitiva em pacientes idosos com DMNID. Dezasseis pacientes idosos não tratados com DMNID foram submetidos a uma bateria de testes neuropsicológicos em duas ocasiões, separadas por pelo menos duas semanas. Em seguida, foi-lhes administrado um oral. Após 6 meses de medicação estável, os testes neuropsicológicos foram repetidos. A melhoria do controlo glicémico no doente idoso com DMNID pode ter efeitos benéficos em áreas selectivas da cognição.

Luchsinger J A et al Este estudo foi conduzido no norte de Manhattan, em Nova Iorque, NY.pessoas sem prevalência de MCI ou demência na linha de base e com pelo menos 1 intervalo de acompanhamento.Um total de 334 pessoas tiveram MCI incidente, (47,9%) tiveram MCI amnéstico, e (52,1%) tiveram MCI não-amnéstico. A diabetes esteve relacionada com um risco significativamente mais elevado de CCM por todas as causas e de CCM amnéstico após o ajustamento para todas as covariáveis. A diabetes também esteve relacionada com um risco mais elevado de CCL não amnésico, mas esta associação foi consideravelmente atenuada após o ajustamento para variáveis socioeconómicas e factores de risco vascular. O risco de CCM atribuível à diabetes foi de 8,8% para toda a amostra e foi mais elevado para os afro-americanos (8,4%) e hispânicos (11,0%) do para os brancos não-hispânicos (4,6%), reflectindo a maior prevalência de diabetes nas populações minoritárias dos Estados Unidos.

Giancarlo L et al utilizaram o Nurses' health study nos Estados Unidos. Foram realizadas duas entrevistas cognitivas por telefone durante o período de 1995-2003. 18 999 mulheres com idades compreendidas entre os 70 e os 81 anos, que tinham sido enfermeiras registadas, completaram a entrevista de base; até à data, 16 596 participantes completaram entrevistas de acompanhamento após dois anos. Após ajustamento multivariável, as mulheres com diabetes de tipo 2 deste estudo tiveram um pior desempenho em todos os testes cognitivos do que as mulheres sem diabetes na entrevista de base. A utilização de terapêutica hipoglicémica oral pode, no entanto, melhorar o risco.

AIM

Estudar os efeitos sobre a cognição em doentes diabéticos de tipo 2 que tomam uma terapia combinada de agentes hipoglicémicos orais na população do sul da Índia.

OBJECTIVOS

✓ Avaliar a função cognitiva dos doentes diabéticos de tipo 2 com a ajuda do teste MMSE de Folstein.

✓ Determinar o efeito dos agentes hipoglicémicos orais em vários domínios da cognição.

✓ Determinar a variabilidade interpacientes associada à idade e à escolaridade.

Materiais:

1. Formulário de consentimento informado-Anexo -I

2. Formulário de recolha de dados - Anexo -II

3. Mini Exame do Estado Mental de Folstein - Anexo -III

Critérios de inclusão:

✓ Doentes com Diabetes Tipo II com ou sem co-morbilidades.

✓ Doentes a fazer terapêutica combinada de agentes hipoglicemiantes orais

✓ Pacientes que dão o seu consentimento informado para o estudo

✓ Doentes que estão a tomar o medicamento há mais de 6 meses

✓ Foram incluídos os doentes com mais de 20 anos de idade

Critérios de exclusão:

× Doentes com diabetes tipo I

× Doentes com diabetes de tipo 2 sob terapêutica com insulina

× Doentes com quaisquer perturbações que afectem a função do SNC

- × Doentes que tomam medicamentos neuróticos
- × Mulheres grávidas e lactantes
- × Doentes com antecedentes de traumatismo craniano

Conceção e local do estudo:

O projeto foi um estudo prospetivo de observação para avaliar a função cognitiva de doentes diabéticos tratados com várias classes de hipoglicemiantes orais com ou sem co-morbilidades no departamento ambulatório do Govt. Headquarters hospital, Nilgiris e vários centros de saúde terciários, Coimbatore

Período de estudo:

6 meses

Seleção dos doentes:

Os participantes eram do sexo masculino e feminino do distrito de Nilgiris e de Coimbatore, com idades compreendidas entre os 25 e os 90 anos, e foram submetidos a um rastreio de hipoglicemiantes orais. O início da recolha de dados para esta investigação começou em setembro de 2015 e terminou em março de 2016.

Variáveis demográficas e médicas

O questionário demográfico (Anexo II) foi elaborado para obter dados sobre variáveis-chave como a idade, a educação, o sexo e o estilo de vida. Os dados médicos incluem a duração da doença e o tratamento farmacológico da doença.

Doentes diabéticos

Para maximizar a exatidão da classificação dos indivíduos como tendo diabetes, pelo menos um dos seguintes elementos tem de ser verdadeiro: diagnóstico de diabetes na alta hospitalar segundo a CID-9-CM ou prescrição de medicamentos hipoglicemiantes orais ou os participantes que responderam "sim" à pergunta de base sobre um diagnóstico médico de diabetes e com HbA1c≥ 6,7 % registada no registo da história clínica.

Tamanho da amostra:

No total, foram inscritos 400 doentes.

Avaliação da cognição

A cognição foi avaliada através do Mini Exame do Estado Mental.

Mini Exame do Estado Mental

O MMSE (Folstein et al., 1975) (Anexo II) é uma medida quantitativa breve do estado cognitivo dos adultos, utilizada para avaliar a função cognitiva, estimar a gravidade do défice cognitivo, seguir o curso das alterações cognitivas de um indivíduo ao longo do tempo e documentar a resposta do indivíduo ao tratamento.

A escala MMSE é uma medida de 11 perguntas que inclui 5 domínios da função cognitiva:

- orientação
- registo
- atenção e cálculo
- memória

- língua e capacidade visio-espacial

A pontuação de corte mais amplamente aceite e frequentemente utilizada é 23. Uma pontuação igual ou inferior a 23 indica a presença de um défice cognitivo.

Uma vez que se trata de uma ferramenta de rastreio do défice cognitivo, uma pontuação baixa (≤23) indica uma elevada probabilidade de défice cognitivo e a necessidade de uma avaliação mais aprofundada. Os seguintes níveis de corte podem ser utilizados para definir os níveis de défice cognitivo

- **Função cognitiva normal= 27-30.**
- **Comprometimento cognitivo ligeiro= 21- 26.**
- **Deficiência Cognitiva Moderada= 11-20.**
- **Deficiência Cognitiva Grave= 0-10.**

No entanto, a pontuação do MMSE pode variar consoante a idade e a escolaridade. Por conseguinte, foram desenvolvidas normas baseadas na população, por idade e escolaridade, que podem ser úteis para comparar a pontuação total do MMSE de um indivíduo com a do grupo de referência da população.

PROCEDIMENTO DE ESTUDO

- Os doentes que satisfazem os critérios de inclusão e exclusão do estudo foram selecionados no departamento de ambulatório do hospital governamental de Ooty e em vários centros de cuidados de saúde terciários em Coimbatore. A informação clínica foi recolhida a partir das notas de caso do doente e dos registos necessários.
- Foram selecionados 400 doentes, dos quais 325 preencheram os critérios de inclusão e exclusão
- Cada participante no estudo foi informado sobre o objetivo, o procedimento e os benefícios do estudo.
- Os doentes só são incluídos no estudo após a obtenção do seu consentimento escrito.
- O formulário registava informações relativas a uma variedade de caraterísticas demográficas, tais como nome, idade, sexo, género, hábitos sociais. Também foram recolhidas informações clínicas, como a duração da doença, co-morbilidades e prescrição médica.
- A função cognitiva foi avaliada através do Mini Exame Mental de Folstein

(Validação linguística do MMSE

Foi utilizada para o estudo a versão validada em Tamil do MMSE)

- A análise estatística foi efectuada com recurso ao programa Graph Pad Instat, Prism. A significância também foi analisada pelo mesmo software.

PLANO DE ESTUDO

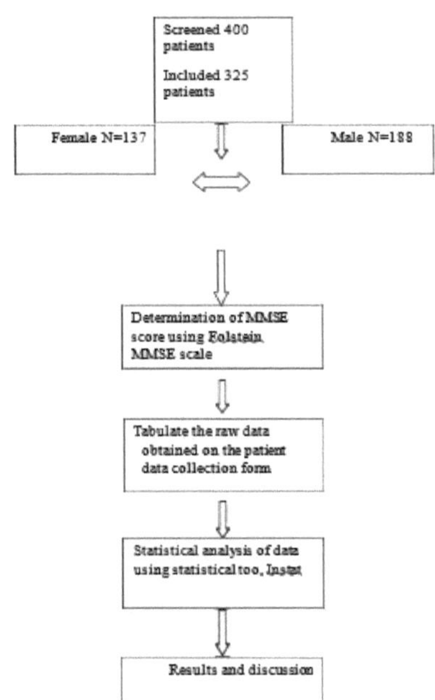

RESULTADOS

Observações gerais.

O estudo foi efectuado através da inscrição de 400 doentes com base em critérios de inclusão e exclusão. Os doentes do estudo foram classificados de acordo com variáveis sociodemográficas, de estilo de vida e médicas. As variáveis sociodemográficas incluem a idade, a escolaridade e o sexo. As variáveis relativas ao estilo de vida são os fumadores e os alcoólicos. As variáveis médicas são os doentes sob diferentes classes de medicamentos, a duração da doença e as co-morbilidades.

Idade

Dos 325 doentes com diabetes inscritos, 42,09% (141) eram de meia-idade, com idades compreendidas entre os 46 e os 55 anos, seguidos de 18,81% (63) e 17,91% (60) com idades compreendidas entre os 36 e os 45 anos e entre os 56 e os 65 anos, respetivamente. Apenas 3,58% (12) eram diabéticos entre os 25 e os 35 anos de idade. Os restantes doentes tinham idades compreendidas entre os 66 e os 75 anos, o que corresponde a 11,34% (38), juntamente com 6,7% (11) de doentes com idades superiores a 75 anos.

Género

70,35% (188) dos doentes eram do sexo masculino, enquanto as mulheres constituíam uns escassos 29,65% (137) de todos os participantes no estudo.

Hábitos sociais

Ao examinar os hábitos sociais, verificou-se que 81,54% (265) dos doentes eram abstémios. Para além disso, 8% (26) deixaram de fumar em algum momento da sua vida. No entanto, 3,69% (12) e 4,92% (16) dos doentes eram fumadores e consumidores de álcool, respetivamente. Além disso, 1,85% dos participantes no estudo eram simultaneamente fumadores e alcoólicos.

Educação

48,31% (157) dos 325 doentes tinham formação académica superior. Entre os restantes participantes, 29,85% (97) frequentaram a escola entre os 0 e os 5 anos de escolaridade, enquanto 31,08% (101) frequentaram o ensino entre o 6.º e o ensino secundário.

Quadro n.º 1 Caraterísticas gerais dos doentes diabéticos de tipo 2 com ou sem condições co-mórbidas

Descrição das variáveis (N=325)		F	%
Idade	25-35	12	3.58
	36-45	63	18.81
	46-55	141	42.09
	56-65	60	17.91
	66-75	38	11.34
	>75	11	6.27
Género	Feminino	137	29.65
	Masculino	188	70.35
Hábitos sociais	Fumadores	12	3.69
	Fumadores que deixaram de fumar	26	8
	Utilizadores de álcool	16	4.92
	Fumadores e consumidores de álcool	6	1.85
	Nenhum	265	81.54
Duração da doença	<5 anos	118	36.08
	5-10 anos	147	45.23
	11-15 anos	46	14.15
	>15 anos	8	4.54
Pontuação MMSE	0-17	15	4.62
	18-23	63	19.38
	24-30	247	76

Condições co-mórbidas	Hipertensão	75	23.08
	Nenhum	250	76.92
Educação	Até ao 5.º ano	97	29.85
	6.º ano - ensino secundário superior	101	31.08
	Grau	157	48.31
Classe de medicamentos	Sulfonilureias+ Metformina	112	34.46
	Inibidores da DPP-4 + Metformina	151	46.46
	Inibidor da alfa-glucosidase +Metformina	48	14.77
	Tiazolidinediona + Metformina	14	4.31

Duração da doença

Entre os 325 doentes com diabetes abrangidos pelo presente estudo, verificou-se que 36,08% (118) doentes eram diabéticos recentes (<5 anos), enquanto 45,23% (147) doentes sofriam de diabetes há 5 a 10 anos. Os restantes 54 doentes tinham diabetes há mais de 10 anos, sendo que 14,15% (46) e 4,54% (8) dos doentes tinham entre 11 e 15 anos e mais de 15 anos, respetivamente.

Pontuação MMSE

Ao examinar a função cognitiva através da administração do questionário MMSE, 76% (245) dos participantes no estudo obtiveram uma pontuação superior a 24. Por outro lado, 38% (63) registaram entre 18 e 23. Infelizmente, 4,62% (15) dos doentes com diabetes inscritos apresentaram uma cognição deficiente, com uma pontuação inferior a 17.

Condições co-mórbidas

Dos 325 pacientes inscritos, 23,08% (75) tinham hipertensão juntamente com diabetes, enquanto os restantes 76,92% (250) tinham apenas diabetes.

Classe de medicamentos

Os inibidores da DPP-4 juntamente com a metformina estavam a ser tomados por 46,46% (151) do total de participantes no estudo. No entanto, 34,46% (112) estavam em tratamento com sulfonilureias + metformina, seguidos de 14,77% (48) e 4,31% (14) com inibidores da alfa-glucosidase e tiazolidinedionas juntamente com metformina, respetivamente.

Quadro n.º 1.1 Caraterísticas gerais dos doentes diabéticos que tomam sulfonilureias+ Metformina

Descrição das variáveis (N=112)		N	%
Idade	20-30 anos	1	0.90
	30-40 anos	6	5.38
	40-50 anos	19	16.96
	50-60 anos	25	22.32
	60-70 anos	44	39.23
	70-80 anos	16	14.29
	80-90 anos	1	0.90
Género	Masculino	70	62.5
	Feminino	42	37.5
Hábitos sociais	Fumadores	5	4.46
	Fumadores que deixaram de fumar	12	10.71
	Utilizadores de álcool	7	6.25
	Tanto o tabaco como o álcool utilizador	2	1.80
	Não fumar	43	38.39
	Nenhum	43	38.39
Duração da doença	0-5 anos	35	31.25
	6-10 anos	47	41.96
	11-15 anos	21	18.75
	16-20 anos	3	2.68
	21-25 anos	4	3.57
	26-30 anos	2	1.79
Pontuação MMSE	0-17	6	5.36
	18-23	37	33.04

	24-30	69	61.61
Condições co-mórbidas	Hipertensão	47	41.96
	Nenhum	65	58.04

Quadro n.º 1.2 Caraterísticas gerais caraterísticas gerais dos doentes diabéticos que tomam inibidores da DPP-4 + metformina

Descrição das variáveis (N=151)		N	%
Idade	30-40 anos	20	13.25
	40-50 anos	61	40.39
	50-60 anos	67	44.38
	60-70 anos	2	1.32
	70-80 anos	1	0.67
Género	Masculino	82	54.31
	Feminino	69	45.70
Hábitos sociais	Fumadores	8	5.30
	Fumadores que deixaram de fumar	7	4.64
	Utilizadores de álcool	7	4.64
	Tanto o tabaco como o álcool utilizador	4	2.65
	Não fumar ou beber	47	31.13
	Nenhum	78	51.66
Duração da doença	0-5 anos	66	43.71
	6-10 anos	49	32.45
	11-15 anos	30	59.60
	16-20 anos	5	3.31
	21-25 anos	1	0.66
Pontuação MMSE	0-17	0	0
	18-23	13	8.61
	24-30	138	91.39
Condições co-mórbidas	Hipertensão	3	1.99
	Nenhum	148	98.01

Quadro n 1.3 Caraterísticas gerais caraterísticas do diabéticosdiabéticos tomando Inibidor da alfa-glucosidase +Metformina

Descrição das variáveis (N=48)		N	%
Idade	30-40 anos	1	2.08
	40-50 anos	11	22.92
	50-60 anos	15	31.25
	60-70 anos	13	27.08
	70-80 anos	5	10.42
	80-90 anos	3	6.25
Género	Masculino	29	60.42
	Feminino	19	39.58
Hábitos sociais	Fumadores	1	2.08
	Fumadores que deixaram de fumar	5	10.42
	Utilizadores de álcool	2	4.17
	Não fumar/beber	21	43.75
	Nenhum	19	39.58
Duração da doença	0-5 anos	13	27.08
	6-10 anos	22	45.83
	11-15 anos	7	14.58
	16-20 anos	3	6.25
	21-25 anos	3	6.25
Pontuação MMSE	0-17	3	6.25
	18-23	11	22.92
	24-30	34	70.83
Condições co-mórbidas	Hipertensão	16	33.33
	Nenhum	32	66.67

Quadro n.º 1.4Características gerais dos doentes diabéticos que tomam tiazolidinedionas + metformina

Descrição das variáveis (N=14)		N	%
Idade	40-50 anos	2	14.29
	50-60 anos	4	28.57
	60-70 anos	7	50.00
	70-80 anos	1	7.14
Género	Masculino	8	57.14
	Feminino	6	42.86
Hábitos sociais	Não fumar	1	7.14
	Utilizadores de álcool	1	7.14
	Nenhum	12	85.72
Duração da doença	0-5 anos	5	35.71
	6-10 anos	2	14.29
	11-15 anos	4	28.57
	16-20 anos	3	21.43
Pontuação MMSE	0-17	6	42.86
	18-23	2	14.29
	24-30	6	42.86
Condições co-mórbidas	Hipertensão	9	64.29
	Nenhum	5	35.71

Quadro n.º 2 Efeito do género nas pontuações do MMSE em doentes diabéticos de tipo 2 com ou sem co-morbilidades

Género	F	%	Mini-exame do estado mental
			Média ± SEM
Feminino	137	29.65	26.68 ± 0.24
Masculino	188	70.35	26.01 ± 0.40

Dos 325 doentes inscritos, 70,35% (188) eram do sexo masculino e 29,65% (137) eram do sexo feminino. As pontuações médias do MMSE dos doentes do sexo masculino e feminino foram de 26,01± 0,40 e 26,68± 0,24, respetivamente.

Quadro n.º 3 Efeito da idade nas pontuações do MMSE em doentes diabéticos de tipo 2 com ou sem co-morbilidades

Idade	F	%	Mini-exame do estado mental
			Média ± SEM
Grupo A 25-35	12	3.58	301(D,E,F)
Grupo B 36-45	63	18.81	29,41 ± 0,18 1(C,D,E,F), 3(C)
Grupo C 46-55	141	42.09	27,65 ± 0,32 1(D,E,F)
Grupo D 56-65	60	17.91	24.95 ± 0.52
Grupo E 66-75	38	11.34	22.68 ± 0.62
Grupo F >75	11	6.27	18.18 ± 1.34

1 = P <0,001 para (Grupo de estudo) vs. (Grupo excluindo grupo de estudo) 2 = P <0,01 para (Grupo de estudo) vs. (Grupo excluindo grupo de estudo) 3 = P <0,05 para (Grupo de estudo) vs. (Grupo excluindo grupo de estudo) O total de pacientes inscritos foi dividido com base na idade em vários grupos, como o grupo A (25-35), grupo B (36-45), grupo C (46-55), grupo D (56-65), grupo E (66-75) e grupo F (>75). A pontuação média do MMSE para o grupo B foi de 29,41± 0,18. 27,65± 0,32, 24,95± 0,52 e 22,68± 0,62 foi a pontuação média do MMSE para os grupos etários entre 46-55, 56- 65 e 66-75 anos. Os doentes com mais de 75 anos de idade apresentaram a pontuação média mais baixa no MMSE, 18,18± 1,34.

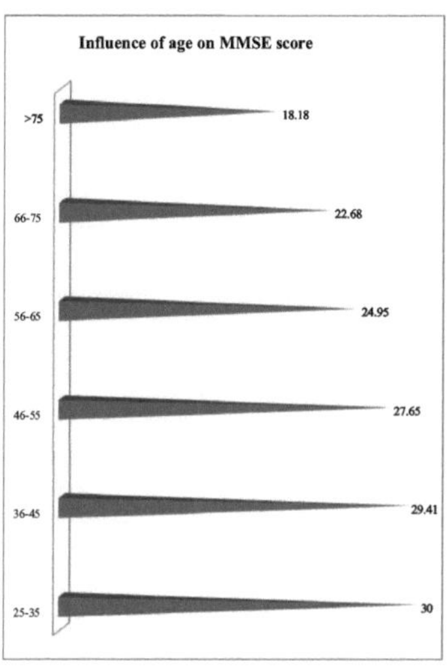

Quadro n.º 4 Efeito dos hábitos sociais nas pontuações do MMSE em doentes diabéticos de tipo 2 com ou sem co-morbilidades

Hábitos sociais	F	%	Mini-exame do estado mental	
			Média	SEM
Fumador	12	3.69	29.5	± 0.42
Fumador mas deixou de fumar	26	8	27.12	± 0.69
Utilizador de álcool	16	4.92	25.75	± 1.35
Fumador e consumidor de álcool	6	1.85	28.83	± 0.75
Nenhum	265	81.54	26.51	± 0.27

Com base nos hábitos sociais, os participantes no estudo foram categorizados em fumadores, fumadores mas que deixaram de fumar, consumidores de álcool, fumadores e consumidores de álcool e aqueles que não tinham quaisquer hábitos deste tipo. 81,54% (265) dos participantes no estudo não tinham hábitos sociais específicos, com uma pontuação média no MMSE de 26,51± 0,27. O fumador que deixou de fumar constitui 8% (26) com um MMSE de 27,12 ± 0,69. 25. 75 ± 1,35 foi a pontuação média do MMSE dos consumidores de álcool, que constituem 4,92% (16) da população total. Enquanto que o fumador e o consumidor de álcool têm um MMSE médio mais elevado, de 28,83 ± 0,75. O fumador apresentou um MMSE mais elevado, de 29,5 ± 0,42, em comparação com todos os outros grupos.

Quadro n.º 5 Efeito da duração da doença nas pontuações do MMSE em doentes diabéticos de tipo 2 com ou sem co-morbilidades

Duração da doença	F	%	Mini-exame do estado mental	
			Média	± SEM
Grupo A <5 anos	118	36.08	27.72	± 0,373(B),2(C),1(D)
Grupo B 5-10 anos	147	45.23	26.56	± 0.353(D)
Grupo C 11-15 anos	46	14.15	25.98	± 0.623(D)
Grupo D >15 anos	14	4.54	21.36	± 1.37

1 = P <0,001 para (Grupo de estudo) vs. (Grupo excluindo o grupo de estudo) 2 = P <0,01 para (Grupo de estudo) vs. (Grupo excluindo o grupo de estudo) 3 = P <0,05 para (Grupo de estudo) vs. (Grupo excluindo o grupo de estudo) Com base na duração da diabetes, o total de doentes foi classificado nos Grupos A, B, C e D, que eram diabéticos há menos de 5 anos, entre 5-10 anos, 11-15 anos e mais de > 15 anos. 36,08% (118) dos doentes eram recém-diabéticos (<5 anos), ao passo que 45,23% (147) dos doentes tinham diabetes entre 5 e 10 anos. Os restantes 54 doentes tinham diabetes há mais de 10 anos, dos quais 46 e 8 tinham entre 11 e 15 anos e mais de 15 anos, respetivamente. As pontuações

médias do MMSE foram de 27,72± 0,37, 26,56± 0,35, 25,98± 0,62 e 21,36± 1,37 para os doentes com diabetes há menos de 5 anos, entre 5-10 anos, 11-15 e >15 anos, respetivamente

Quadro n.º 6 Efeito das condições co-mórbidas nas pontuações do MMSE em doentes diabéticos de tipo 2

Condições co-mórbidas	F	%	Mini-exame do estado mental
			Média ± SEM
Hipertensão e diabetes	75	23.08	24.27 ± 0.49
Apenas Diabetes	250	76.92	27.4± 0.26

23,08% dos doentes sofriam de hipertensão e diabetes, enquanto 76,92% sofriam apenas de diabetes. As pontuações médias do MMSE foram de 24,2 ± 0,49 e 27,4 ± 0,26, respetivamente, para os doentes com hipertensão e diabetes e apenas com diabetes. As pontuações foram mais baixas nos doentes com hipertensão e diabetes do que nos que tinham apenas diabetes. No entanto, não se registaram alterações significativas na cognição entre os dois grupos.

Quadro n.º 7 Efeito de diferentes classes de medicamentos nas pontuações do MMSE em doentes diabéticos de tipo 2 com ou sem co-morbilidades

Classe de medicamentos	F	%	Mini-exame do estado mental	
			Média	± SEM
Grupo A Sulfonilureias + Metformina	112	34.46	24.64	± 0.381(B)
Grupo B Inibidores da DPP-4 + Metformina	151	46.46	29.11	± 0,191(C,D)
Grupo C Alfa-glucosidase + Metformina	48	14.77	25.33	± 0.73

Grupo D Tiazolidinedionas + Metformina	14	4.31	21.36	± 1.77

1 = P <0,001 para (Grupo de estudo) vs. (Grupo excluindo grupo de estudo) 2 = P <0,01 para (Grupo de estudo) vs. (Grupo excluindo grupo de estudo) 3 = P <0,05 para (Grupo de estudo) vs. (Grupo excluindo grupo de estudo) (Grupo excluindo o grupo de estudo) Todos os 325 pacientes com diabetes foram categorizados em quatro grupos, Grupo A, B, C e D, com base na combinação de medicamentos que são tratados Sulfonilureias + Metformina, Inibidores DPP-4 + Metformina, Inibidor de alfa-glucosidase + Metformina, Tiazolidinedionas + Metformina, respetivamente. 34,46% dos doentes que tomavam sulfonilureias com metformina tinham uma pontuação no MMSE de 24,64 ± 0,38, enquanto 46,46% (151) dos doentes em tratamento com inibidores da DPP-4 tinham uma média de 29,11 ± 0,19. 14,77% (48) dos doentes que tomam inibidores da alfa-glucosidase apresentaram uma pontuação média de 25,3 ± 0,73. A pontuação média no MMSE dos doentes que tomam tiazolidinedionas foi de 21,36± 1,77, no entanto, estes constituem apenas 4,31% (14) 325 doentes.

Tabela 8 Não há efeito da educação nas pontuações do MMSE em doentes diabéticos de tipo 2 com ou sem co-morbilidades

Educação	F	%	Mini-exame do estado mental	
			Média	± SEM
Grupo A <6°	97	29.85	22.22	± 0,521(B,C)
Grupo B 6° - Secundário superior	101	31.08	26.85	± 0.371(C)
Grupo C Grau	157	48.31	28.92	± 0.16

1 = P <0,001 para (Grupo de estudo) vs. (Grupo excluindo grupo de estudo) 2 = P <0,01 para (Grupo de estudo) vs. (Grupo excluindo grupo de estudo) 3 = P <0,05 para (Grupo de estudo) vs. (Grupo excluindo grupo de estudo)A educação foi um dos factores com base nos quais os doentes inscritos foram classificados em três grupos - Grupo A, B e C. 29,85% (97) tinham educação entre 0 - 5 th graus e tinham uma pontuação média no MMSE de 22,22± 0,52. Enquanto que a pontuação média do MMSE é de 26,85 ± 0,37 nos doentes com escolaridade entre o 6.°e o ensino secundário superior. A maioria dos doentes do , que constitui 48,31% (157), tinha uma licenciatura com uma pontuação média no MMSE de 28,92 ± 0,16.

Quadro n.º 9 Efeito de diferentes classes de medicamentos nos domínios do MMSE em doentes diabéticos de tipo 2 com ou sem doenças co-mórbidas

Classe de medicamentos	F (%)	Orientação	Registo	Atenção	Memória	Língua Visio-competências espaciais
		Média ± SEM	Média ± SEM	Média ± SEM	Média ± SEM	Média SEM
Grupo A						
Sulfonilureias +	112	9.03 ± 0.111(B)	2.68 ± 0.061(B)	3.35 ± 0.211(B)	2.37 ± 0.081(B)	7.21± 0.151(B)
Metformina	(34.46					
	)					
Grupo B Inibidores da DPP-4 +	151	9.93 ± 0.031(C)	2.97 ± 0.011(C)	4.48 ±0,121(D), 2(C)	2.99± 0,291(C,D)	8.73 ±0,061(C,D)
Metformina	(46.46)					
Grupo C						
Alfa-glucosidase	48	9.22 ±	2.78 ±	3.54 ± 0.31	2.44 ±	7.38 ±
		0.18	0.08		0.14	0.23

inibidor +	(14.7 7					
	)					
Metformina						
Grupo D Tiazolidinedio na 's	14	9.14 ± 0.44	2.5 ± 0.3	1.79 ± 0.66	1.71	6.21
						± 0.7
+ Metformina	(4.31)					

1 = P <0,001 para (Grupo de estudo) vs. (Grupo excluindo grupo de estudo) 2 = P <0,01 para (Grupo de estudo) vs. (Grupo excluindo grupo de estudo) 3 = P <0,05 para (Grupo de estudo) vs. (Grupo excluindo grupo de estudo) (Grupo excluindo o grupo de estudo)Todos os 325 doentes com diabetes foram categorizados em quatro grupos, Grupo A, B, C e D, com base na combinação de medicamentos com que são tratados, tais como, Sulfonilureias + Metformina, Inibidores DPP-4 + Metformina, Inibidor da alfa-glucosidase + Metformina, Tiazolidinedionas+ Metformina, respetivamente. Foi analisada a pontuação média no MMSE das suas capacidades de orientação, registo, atenção, memória, linguagem e visioespaciais. 34,46% (112) dos doentes que tomavam sulfonilureias com metformina apresentavam uma pontuação média no MMSE de 24,64 ± 0,38, enquanto 46,46% (151) dos doentes em tratamento com inibidores da DPP-4 apresentavam uma média de 29,11 ± 0,19. 14,77% (48) dos doentes que tomavam inibidores da alfa-glucosidase apresentavam uma pontuação média de 25,3 ± 0,73. A pontuação média no MMSE dos doentes que tomam tiazolidinedionas foi de 21,36± 1,77, no entanto, estes constituem apenas 4,31% (14) dos 325 doentes.

Orientação

As pontuações médias de orientação dos doentes sob tratamento com metformina + sulfonilureias, inibidores da DPP-4 + metformina, inibidores da alfa-glucosidase + metformina, tiazolidinedionas + metformina, respetivamente, de 9,03±0,11, 9,93± 0,032, 9,22± 0,18 e 9,14± 0,44, respetivamente. A diferença entre os grupos A e B e entre C e B foi significativa. Os escores de orientação foram significativamente maiores para o grupo B (valor de P <0,001).

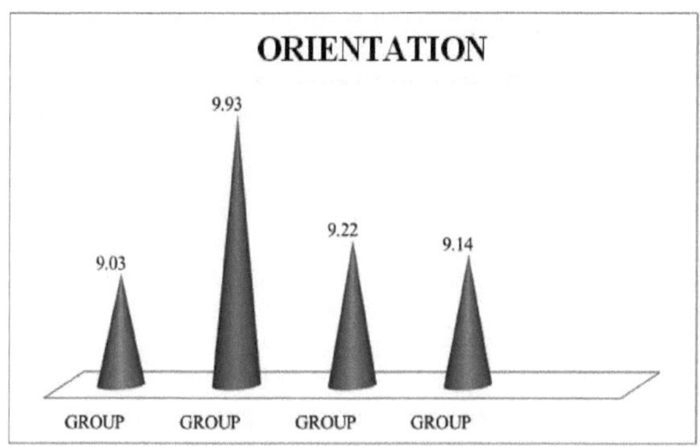

Registo

As pontuações médias de registo dos quatro grupos foram de 2,68± 0,06· 2,97± 0,01, 2,78± 0,08 e 2,5± 0,3 para os grupos A, B, C e D, respetivamente. A diferença nos escores foi mais significativa entre os grupos A e B (P < 0,001), enquanto a significância entre os grupos C e B foi moderada (P < 0,05).

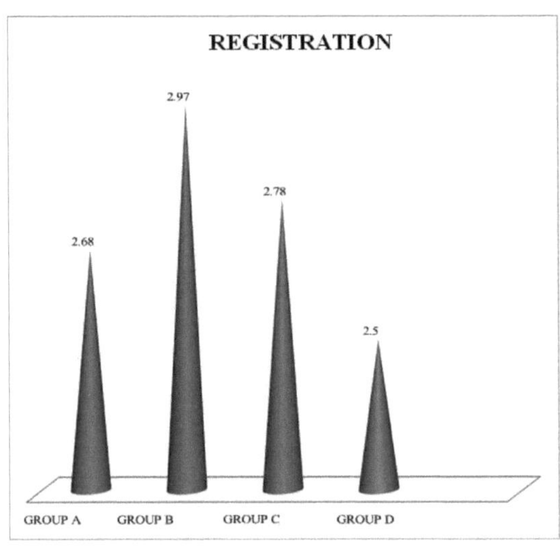

Atenção

Os doentes em tratamento com inibidores da DPP-4+ Metformina apresentaram uma pontuação média de 4,48± 0,12. No entanto, os que estavam a ser tratados com tiazolidinedionas+ Metformina tiveram uma pontuação baixa de 1,79± 0,66. As pontuações médias de atenção do Grupo A e C foram semelhantes, ou seja, 3,35± 0,21 e 3,54± 0,32, respetivamente. Quando comparadas entre os quatro grupos, as diferenças entre os grupos A e B, e também entre os grupos D e B, foram muito significativas (P <0,001). Também houve uma diferença significativa entre os grupos C e B (P <0,05).

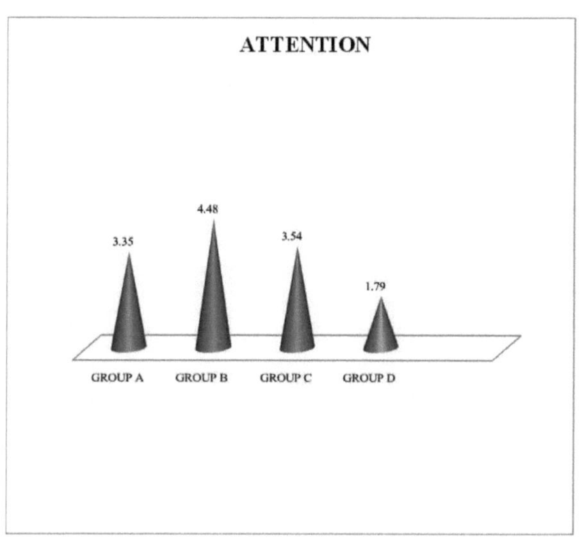

Memória

À semelhança da orientação, atenção e registo, os doentes sob inibidores da DPP-4 + metformina tiveram uma pontuação média mais elevada de 2,99 ± 0,29 e os doentes sob tiazolidinedionas + metformina tiveram a pontuação mais baixa de 1,71 ± 0,29. Enquanto os doentes dos grupos A e C tiveram uma pontuação média de 2,37 ± 0,08 e 2,44 ± 0,14, respetivamente. Foi observada uma diferença significativa nas pontuações médias quando o grupo B foi comparado com A, C e D (P <0,001).

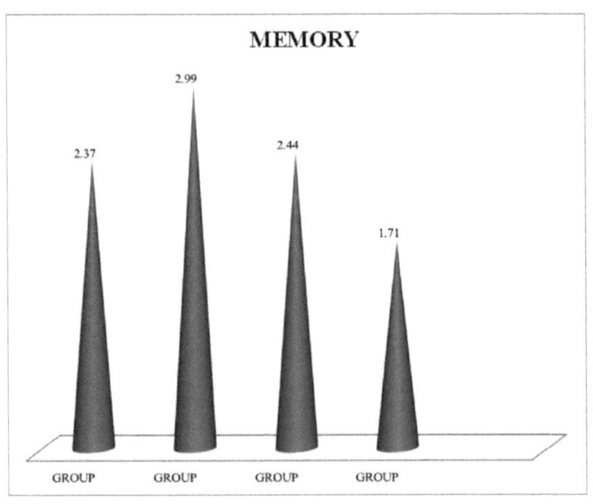

Competências visio-espaciais

À semelhança de outras funções cognitivas, o grupo D registou a pontuação média mais baixa de 6,21 ± 0,7 e o grupo B registou a pontuação mais elevada de 8,73 ± 0,06. A pontuação média dos doentes sob sulfonilureias + metformina e inibidor da alfa-glucosidase + metformina foi de 7,21 ± 0,15 e 7,38 ± 0,23. A pontuação das competências visioespaciais, quando comparada, mostrou uma diferença substancial entre o grupo B e os grupos A, C e D (o valor de P foi <0,001).

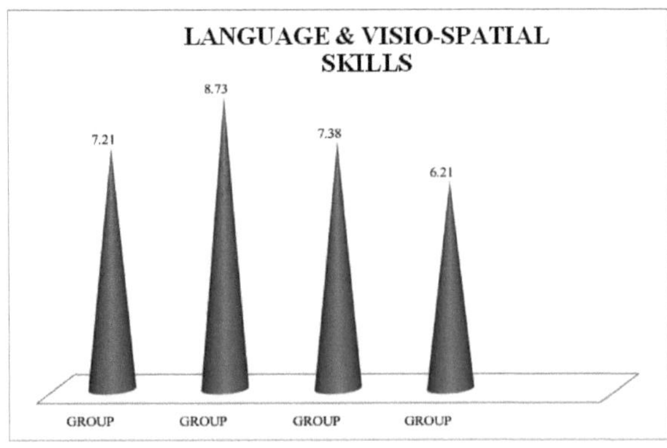

DISCUSSÃO

Os principais objectivos do presente estudo foram avaliar a função cognitiva em doentes diabéticos de tipo 2 e determinar o efeito de vários agentes hipoglicemiantes orais na função cognitiva. Também se avaliou a variabilidade entre os doentes em relação à idade, educação, hábitos sociais e duração da doença. Foram realizados estudos semelhantes na população ocidental, mas não foram efectuados muitos estudos sobre esta matéria na população indiana. No total, foram incluídos no presente estudo 325 doentes diabéticos que tomavam hipoglicemiantes orais. O declínio gradual da função cognitiva foi evidente à medida que a idade avançava. O declínio da função cognitiva registou uma redução significativa após os 50 anos de idade, o que é comparável ao estudo de Arvanitakis Z et al, 2006, que tinha relatado uma associação inversa entre a idade e a função cognitiva, que é mais proeminente na meia-idade. O estudo clínico de Satyajeet R et al, 2015, revelou uma influência significativa da educação nas pontuações cognitivas, o que está estreitamente associado ao presente estudo. Ambos os estudos revelaram que uma melhor educação tinha melhores pontuações cognitivas. O género teve uma influência significativa na cognição, em particular as mulheres tiveram pontuações cognitivas fracas quando comparadas com os homens, como relatado por Gregg EW et al, 2000 e Hassing LB et al 2003. No entanto, o presente estudo não revelou qualquer influência significativa do género nas pontuações cognitivas. O presente estudo não revelou qualquer influência considerável dos hábitos sociais, como o tabagismo e o consumo de álcool, na função cognitiva, o que contradiz o estudo de Arvanitakis Z et al, 2006. Os dados demográficos e os hábitos sociais revelaram um fraco impacto na cognição no presente estudo, o que contradiz os estudos efectuados na população ocidental. Este facto pode ser atribuído à dimensão insuficiente da amostra, mas sublinha a necessidade de uma análise cognitiva numa população distinta. Nos nossos estudos, foi revelada uma deterioração cognitiva significativa nos doentes com diabetes há mais de 15 anos, o que é comparável ao estudo de Gregg EW et al., 2000, que citou uma diminuição notável das funções cognitivas nos doentes diabéticos crónicos do que nos doentes recentemente diagnosticados. O presente estudo mostrou que os doentes que tomavam inibidores da dipeptidil peptidase-4 juntamente com metformina apresentavam uma melhor pontuação cognitiva global do que os doentes que tomavam inibidores da alfa-glucosidase, tiazolidinedionas ou sulfonilureias juntamente com metformina. As pontuações foram significativamente mais elevadas para os doentes que tomaram inibidores da DPP-4 e metformina nos domínios da memória, da linguagem e das capacidades visioespaciais. Não foram comunicados estudos clínicos sobre a influência dos inibidores da DPP-4 na cognição, mas um estudo em animais efectuado por Piñata H, 2013, num contexto semelhante, concluiu que a mesma classe de fármacos tinha uma melhor cognição. Não foram observadas alterações significativas nas pontuações do MMSE entre os grupos que foram categorizados de acordo com os hábitos sociais. Os escores cognitivos diminuíram gradualmente à medida que a duração da doença aumentou. No entanto, esta diminuição é drástica nos diabéticos crónicos. Foi observada uma diminuição gradual da pontuação do MMSE ao comparar o grupo A com o grupo B (valor de $P < 0,05$), o grupo C (valor de $P < 0,01$) e o grupo D (valor de $P < 0,001$). Foi observada uma diminuição significativa entre os grupos B e D (valor de $P < 0,001$) e entre os grupos C e D (valor de $P < 0,05$). Foi encontrada uma diferença significativa nas pontuações médias do MMSE entre o grupo A e o grupo B, o grupo B e o grupo C e o grupo B e o grupo D (valor de $P < 0,001$). A diferença nos escores do MEEM é mais significativa entre os grupos A e B, C e também entre os grupos B e C (valor de $P < 0,001$). A diferença entre os grupos A e B e entre C e B foi significativa. Os escores de orientação foram significativamente maiores para o grupo B (valor de $P <0,001$). A diferença nos escores foi mais significativa entre os grupos A e B ($P < 0,001$), enquanto a significância entre os grupos C e B foi moderada ($P < 0,05$). A comparação entre os quatro grupos mostrou uma diferença significativa entre os grupos A e B, e também entre os grupos D e B (P <0,001). Também houve uma diferença significativa entre os grupos C e B (P <0,05). Uma diferença significativa foi observada nos escores médios quando o grupo B foi comparado com A, C e D (P <0,001).

CONCLUSÃO

Pode concluir-se que a combinação metformina-inibidores da DPP-4 tem um efeito protetor sobre o défice cognitivo em comparação com outras combinações como sulfonamidas + metformina, inibidores da alfa-glucosidase + metformina e tiazolidinedionas + metformina. A análise da função cognitiva em doentes diabéticos crónicos pode ser recomendada, uma vez que os primeiros se encontram na fase inicial da doença de Alzheimer. Nos doentes diabéticos com problemas de memória, os inibidores da DPP-4 podem ser considerados como o medicamento de eleição, uma vez que demonstraram uma melhoria significativa da memória, da linguagem e das capacidades visioespaciais em comparação com outros domínios. No entanto, são necessários mais estudos em populações maiores para compreender a influência de outros factores de confusão, de modo a chegar a uma conclusão definitiva.

REFERÊNCIAS

1. Moore EM, Mander AG, Ames D, Kotowicz MA, Carne RP, Brodaty H, Woodward M, Boundy K, Ellis KA, Bush AI, Faux NG, Martins R, Szoeke C, Rowe C, Watters DA, AIBL Investigators. Aumento do risco de défice cognitivo em doentes com diabetes está associado à metformina. Diabetes Care 36(10):2981-2987, 2013.

2. Beeri MS, Schmeidler J, Silverman JM, Gandy S, Wysocki M, Hannigan CM, Purohit DP, Lesser G, Grossman HT, Haroutunian V. Insulin in combination with other diabetes medication is associated with less Alzheimer neuropathology. Neurology. 2008; 71(10):750-757.

3. Hsu CC, Wahlqvist ML, Lee MS, Tsai HN. A incidência de demência aumenta na diabetes tipo 2 e é reduzida pelo uso de sulfonilureias e metformina. J Alzheimers Dis 24(3):485-493, 2011.

4. Imfeld P, Bodmer M, Jick SS, Meier CR. Metformina, outros medicamentos antidiabéticos e risco de doença de Alzheimer: um estudo de caso-controlo de base populacional. J Am Geriatr Soc 60(5):916-921, 2012.

5. Hwang IK, Kim IY, Joo EJ, Shin JH, Choi JW, Won MH, Yoon YS, Seong JK. A metformina normaliza a diminuição induzida pela diabetes tipo 2 na proliferação celular e na diferenciação de neuroblastos no giro dentado do rato. Neurochem Res 35(4):645- 650, 2010.

6. El-Mir MY, Detaille D, R-Villanueva G, Delgado-Esteban M, Guigas B, Attia S, Fontaine E, Almeida A, Leverve X. Papel neuroprotector do medicamento antidiabético metformina contra a morte celular apoptótica em neurónios corticais primários. J Mol Neurosci 34(1):77-87, 2008.

7. Pintana H, Apaijai N, Chattipakorn N, Chattipakorn SC. Os inibidores da DPP-4 melhoram a cognição e a função mitocondrial cerebral de ratos resistentes à insulina. J Endocrinol 218(1):1-11, 2013.

8. Ott A, Stolk RP, van Harskamp F, Pols HA, Hofman A, Breteler MM. Diabetes mellitus and the risk of dementia: The Rotterdam Study. Neurology

53(9):1937- 1942, 1999.
9. Alagiakrishnan K, Sankaralingam S, Ghosh M, Mereu L, Senior P.Antidiabéticos e o seu potencial papel no tratamento do défice cognitivo ligeiro e da doença de Alzheimer.Discov Med 16(90):277-86, 2013.
10. Hewer W, Mussell M, Rist F, Kulzer B, Bergis K. Short-term effects of improved glycemic control on cognitive function in patients with type 2 diabetes. Gerontology 49(2):86-92, 2003.
11. Mussell M, Hewer W, Kulzer B, Bergis K, Rist F. Effects of improved glycaemic control maintained for 3 months on cognitive function in patients with Type 2 diabetes. Diabet Med 21(11):1253-1256, 2004.
12. Risner ME, Saunders AM, Altman JF, Ormandy GC, Craft S, Foley IM, Zvartau-Hind ME, Hosford DA, Roses AD, Rosiglitazone in Alzheimer's Disease Study Group. Efficacy of rosiglitazone in a genetically defined population with mild to moderate Alzheimer's disease. Pharmacogenomics J 6(4):246-254, 2006.
13. Watson GS, Cholerton BA, Reger MA, Baker LD, Plymate SR, Asthana S, Fishel MA, Kulstad JJ, Green PS, Cook DG, Kahn SE, Keeling ML, Craft S. Preservação da cognição em doentes com doença de Alzheimer precoce e défice cognitivo ligeiro amnésico durante o tratamento com rosiglitazona: um estudo preliminar. Am J Geriatr Psychiatry 13(11):950-958, 2005.
14. Arvanitakis Z, Wilson RS, Li Y, Aggarwal NT, Bennett DA. Diabetes e função em diferentes sistemas cognitivos em indivíduos idosos sem demência.Diabetes Care 29(3):560-565, 2006.
15. Mark O. Goodarzi. O aumento do risco de comprometimento cognitivo em pacientes com diabetes está associado à metformina. Diabetes Care 36:2981-2987, 2013.
16. Zoe A, Robert S, Yan L, Neelum T, David A. Diabetes and Function in Different Cognitive Systems in OldersWithout Dementia. Diabetes Care 29:560-565, 2006.
17. Rajeev Kumar, Jeffrey C. L. Looi, Beverley Raphael.Type 2 diabetes

mellitus, cognition and brain in aging: Uma breve revisão.Indian J Psychiatry. 51(Suppl1): S35- S38,2009

18. Monica G, Ram Singh, S. S. Lehl.Diabetes na Índia: um longo caminho a percorrer.International Journal Scientific Reports.Vol 1:Issue 1,2454-2156, 2015.

19. Kataria L, Pandya S, Shah H, Gerg R.Prevalência e padrão de disfunção cognitiva na diabetes mellitus tipo 2.International Journal Of Medical And Applied Sciences.Vol 2:Issue 4,245-252,2013.

20. Hiroyuki U. A diabetes tipo 2 como fator de risco para o défice cognitivo: perspectivas actuais. Clinical Interventions in Aging 9:1011-1019,2014.

21. Gregg EW, Yaffe K, Cauley JA, Rolka DB, Blackwell TL, Narayan KM, Cummings SR. Is diabetes associated with cognitive impairment and cognitive decline among older women? Study of Osteoporotic Fractures Research Group. Arch Intern Med. 2000 Jan 24;160(2):174-80.

22. Satyajeet R, Nami K, Anjali D, Mahathi K, Namrata B, Navinder J, Megan B, Maliha K,Robert C, Nayan D, Rocco T, e Krystal H.Função Cognitiva e Controlo da Diabetes Mellitus Tipo 2 em Jovens Adultos.N Am J Med Sci. 2015 maio; 7(5): 220-226.

23. Hanyu H, Sato T, Kiuchi A, Sakurai H, Iwamoto T. Pioglitazone improved cognition in a pilot study on patients with Alzheimer's disease and mild cognitive impairment with diabetes mellitus. J Am Geriatr Soc 57(1):177-179, 2009.

24. Hunter K, Holscher C. Medicamentos desenvolvidos para tratar a diabetes, liraglutide e lixisenatide, atravessam a barreira hemato-encefálica e aumentam a neurogénese. BMC Neurosci 13:33, 2012.

25. Bozoki A, Giordani B, Heidebrink JL, Berent S, Foster NL. As deficiências cognitivas ligeiras predizem a demência em doentes idosos não dementes com perda de memória. Arch Neurol 2001; 58: 411-6.

26. Knopman D, Boland LL, Mosley T, Howard G, Liao D, Szklo M.

Cardiovascular risk factors and cognitive decline in middle-aged adults. Neurology 2001; 56: 42- 8.
27. Rodriguez-Saldana J, Morley JE, Reynoso MT, Medina CA, Salazar P,Cruz E. Diabetes mellitus in a subgroup of older Mexicans: prevalence, association with cardiovascular risk factors, functional and cognitive impairment, and mortality. J Am Geriatr Soc 2002; 50: 111-6.
28. Coker LH, Shumaker SA. Type 2 diabetes mellitus and cognition: an understudied issue in women's health. J Psychosom Research 2003; 54: 129-39.
29. Rosebud O, Yonas E, David S, Teresa J. H , Shane P,Bradley F. B, Adrian V,Walter A. R, Ronald C.Association of Duration and Severity of Diabetes Mellitus With Mild Cognitive Impairment.Arch Neurol. 2008;65(8):1066-1073.
30. Elias PKElias MFD'Agostino RB et al. NIDDM and blood pressure as risk factors for poor cognitive performance: the Framingham Study. Diabetes Care 1997;20(9) 1388- 1395.
31. Strachan MWFrier BMDeary IJ Diabetes tipo 2 e défice cognitivo. Diabet Med 2003;20 (1) 1- 2.
32. Nilsson EFastbom JWahlin A Cognitive functioning in a population-based sample of very old non-demented and non-depressed persons: the impact of diabetes. Arch Gerontol Geriatr 2002;35 (2) 95- 105.
33. Atiea JAMoses JLSinclair AJ Neuropsychological function in older subjects with non-insulin-dependent diabetes mellitus. Diabet Med 1995;12 (8) 679- 685.

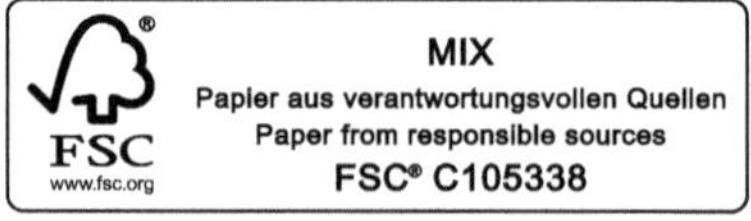

Printed by Books on Demand GmbH, Norderstedt / Germany